SUPPLÉMENT A L'EXAMEN CRITIQUE

DE LA

THÉORIE DE M. SCHWENDENER

PAR

T.-P. BRISSON, DE LENHARRÉE.

COMMUNIQUÉ A LA SOCIÉTÉ D'AGRICULTURE, COMMERCE, SCIENCES ET ARTS DE LA MARNE, LE 15 DÉCEMBRE 1878.

CHEZ L'AUTEUR

RUE TITON, 33, A CHALONS-SUR-MARNE.

1879.

SUPPLÉMENT A L'EXAMEN CRITIQUE

DE LA

THÉORIE DE M. SCHWENDENER

PAR

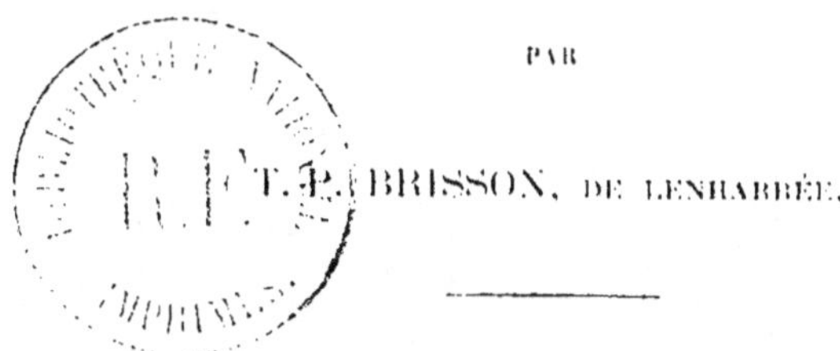

T. P. BRISSON, DE LENHARRÉE.

COMMUNIQUÉ A LA SOCIÉTÉ D'AGRICULTURE, COMMERCE, SCIENCES ET ARTS DE LA MARNE, LE 15 DÉCEMBRE 1878.

CHEZ L'AUTEUR

RUE TITON, 33, A CHALONS-SUR-MARNE.

1879.

LE TABLEAU DE L'UNIVERS.

SUPPLÉMENT A L'EXAMEN CRITIQUE

DE LA

THÉORIE DE M. SCHWENDENER.

LE TABLEAU DE L'UNIVERS

OU

L'HARMONIE QUI EXISTE DANS LA NATURE

ENTRE LES GRADATIONS DES VÉGÉTAUX ET CELLES DES ANIMAUX.

(Cette harmonie suffit pour nous démontrer que tous les êtres organisés sont l'œuvre du Tout-Puissant, car toute harmonie suppose une intelligence organisatrice).

T. P. BRISSON.

VÉGÉTAUX.

ACOTYLÉDONES					MONOCOTYLÉDONES	DICOTYLÉDONES			
1. Reproduction variée.	2. Agames.	3. Phycogames.	4. Bryanthogames.	5. Prothallogames.	6. Endogènes.	7. Exogènes.			
Champ.........	Alg............	Lich...........	Musc...........	Filic...........	Granif...........	Monochlamydées.	Corolliflores.	Caliciflores.	Thalamiflores.
Fungus..........	....	....	....	....	....	....	....	....	....
Spongiæ.........	....	....	....	....	....	....	....	....	....
....	....	....	....	....	....	Poissons.	Reptiles.	Oiseaux.	Mammifères.
1. Cœlentérées.	2. Protozoaires.	3. Vermes.	4. Mollusques.	5. Echinodermes.	6. Arthropodes.	7. Ossifères.			
NON ARTICULÉS OU VERTÉBRÉS.					ARTICULÉS.	VERTÉBRÉS.			

ANIMAUX.

SUPPLÉMENT A L'EXAMEN CRITIQUE

DE LA

THÉORIE DE M. SCHWENDENER

MESSIEURS,

Dans l'une de vos séances de Juillet 1877, j'ai eu l'honneur de vous présenter un mémoire sur la théorie algolichénique (*Examen critique de la théorie de M. Schwendener*), dans lequel j'ai passé en revue les travaux de différents auteurs qui ont ou réfuté ou infirmé l'hypothèse de M. Schwendener. Mais, depuis cette époque, quelques auteurs ont fait paraître sur cette question des travaux d'une grande importance, parmi lesquels ceux du docteur Stahl, de Würzbourg (Bavière), et ceux du docteur Minks, de Stettin.

On sait que cette hypothèse algolichénique a été inspirée à M. Schwendener par un exposé de M. de Bary, sur la discussion de quelques espèces de collémacés (1), et il est

(1) Voyez BRISSON, *Examen critique de la théorie de Schwendener*, page 6, renvoi 2.

très-probable que cet exposé a été également inspiré à M. de Bary par les travaux de M. Tulasne(1). Si l'on veut s'en rendre compte, on peut consulter la planche V des travaux de M. Stahl(2). On verra que les figures de la planche 13 de M. Tulasne ont pu suffire pour frapper l'imagination des adhérents de la théorie algolichénique, et principalement de M. de Bary, car il faut toujours le voir derrière le rideau chaque fois qu'un auteur fait paraître des travaux pour essayer de consolider la théorie en question.

Enfin, si M. de Bary n'a pas fait paraître de grands travaux pour établir ou soutenir cette hypothèse, c'est donc qu'il n'avait pas tout-à-fait confiance, ou bien parce qu'il avait déclaré dans sa *Morphologie et Physiologie der Pilze et Flechten*, p. 258, « que le gonidium naît par dilatation d'une ramification collatérale de l'hyphe, qui est alors séparée comme une cellule globuleuse qui prend une couleur verte; » et il ajoute : « que ce gonidium, une fois formé, se multiplie indépendamment par partie, etc. »

Cependant, plus tard, M. de Bary a affirmé verbalement que la théorie algolichénique était exacte, et, ce qui le prouve encore, c'est qu'il a réuni les Lichens aux Champignons. Ceux-ci sont, à ce qu'il paraît, les plantes de prédilection de ce naturaliste; mais il ne faut pas pour cela réunir deux classes de plantes qui sont complètement opposées par leur nature et leur principe(3). On est obligé

(1) TULASNE, *Mémoires pour servir à l'histoire organographique et physiologique des Lichens.* (*Annales des Sciences naturelles*, 3e série, t. 17e.

(2) STAHL, *Beiträge zur entwickelungs geschichte der Flechten.*

(3) La plupart des Champignons contiennent un principe vénéneux, tandis que les Lichens renferment, au contraire, une substance amylacée, mucilagineuse très adoucissante.

de conserver l'autonomie des Lichens par rapport à leurs caractères et à leur physionomie distincte, car l'association en question n'est qu'une illusion produite par la structure anatomique du végétal. Du reste, les Lichens sont aussi intéressants et importants que les Champignons.

Si nous sommes revenus à la source de cette hypothèse, c'est que les figures de la planche 13 de M. Tulasne, qui représentent les spores germées du *Verrucaria muralis,* sont réellement l'une des causes qui ont donné la première idée de cette hypothèse, et, je le répète, la planche 5 des travaux de M. Stahl nous le démontre.

Quoi qu'il en soit, que M. Stahl se soit laissé oui ou non influencer par M. de Bary, ses travaux sur la culture complète des Lichens sont très-intéressants pour la science ; la seule chose regrettable, c'est qu'ils soient faits dans le sens de Schwendener.

M. Stahl essaie d'affermir la théorie algolichénique, en faisant observer : que chez les Lichens pourvus de gonidies hyméniales le thalle naît régulièrement des spores de l'Ascomycète avec l'Algue (2) ; que les gonidies du consortium sont dégagées de l'intérieur du perithecium par l'Ascomycète lui-même, et continuent à végéter isolément entre les parties de la fructification des spores qui dépendent de l'Ascomycète ; que ces petites gonidies hyméniales, qui correspondent presque, pour leur grosseur, avec l'Algue libre, abandonnée à elle-même sur l'argile, sont considérablement surpassées en volume par les gonidies du thalle, entourées par le Champignon,

(2) Il est entendu que M. Stahl considère les gonidies hyméniales ou autres comme de véritables Algues ; et il pense que ces gonidies hyméniales sont des colonies d'Algues enthophytes, d'*Anthoceros* d'*Azolla*, etc.

qui doivent leur plus grande dimension à l'influence de l'Ascomycète ; et que ces gonidies hyméniales empruntent les éléments minéraux de leur nourriture aux parties constitutives de l'hymenium qui les entoure.

« Il n'y a pas apparence, dit l'auteur, que ces » gonidies apportent à l'Ascomycète une utilité visible » pendant le temps où elles sont contenues dans la cavité » du perithecium ; mais leur importance dans l'éco- » nomie des Lichens en question apparaît d'une façon » surprenante dans la formation de nouveaux thalles. » Il ajoute que les deux composants du thalle du Lichen, Algue et spore de l'Ascomycète, sont rejetées simultanément du périthecium, disposition par laquelle la conservation de l'association lichénique est assurée ; ce qui a lieu dans beaucoup d'autres cas par la formation des sorédies. Et il cite comme type du Lichen qui est le mieux approprié pour ce genre de reproduction le petit groupe de Lichens qui cachent des gonidies dans leur hymenium.

M. Stahl termine sa conclusion en disant que les derniers scrupules des lichénologues vis-à-vis de l'opinion émise par de Bary et soutenue avec succès par Schwendener, sur la nature des Lichens et les rapports des hyphes avec les gonidies, et les observations faites sur le *Thelidium minutulum*, enlèvent à la conception contraire tout appui : le fait établi qu'un Champignon-lichen construit son thalle au moyen des gonidies empruntées à une autre espèce réfute de la façon la plus décisive l'idée ancienne. d'après laquelle les gonidies seraient les organes d'assimilation des Lichens, considérés comme des organismes indépendants.

On peut voir dans ce résumé que M. Stahl a fait tous ses efforts pour ne pas s'éloigner du sens des observations de M. Schwendener ; mais il est quelquefois forcé de s'en écarter et même de les contredire. Ainsi M. Schwendener dit dans la conclusion de son hypothèse : « Que les Algues

» prisonnières sont obligées de produire de la nourriture » pour elles et leur souverain (champignon-lichen) ; » aussi appelle-t-il celui-ci le suceur d'Algues. Tandis que M. Stahl déclare que les Algues (gonidies hyméniales) n'apportent aucune utilité au Champignon-lichen, si ce n'est pour la formation des nouveaux thalles. Il a vu, au contraire, que ces gonidies prennent leur nourriture aux parties constitutives de l'hymenium qui les entoure.

Cette observation de M. Stahl prouve elle-même qu'il n'y a aucune évidence de parasitisme, puisque les gonidies ne sont nullement affaiblies ou détruites par le contact des hyphes, mais, au contraire, dérivent de leur accroissement.

Le Champignon, au contraire, est dépourvu de chlorophylle, ce qui explique son parasitisme. Il est donc condamné à se nourrir exclusivement des substances organiques ; il s'attache à des êtres organisés soit morts soit vivants, ou tout au moins aux matières qui ont fait partie de ces êtres organisés. S'il était parasite des Algues, il les détruirait ou les affaiblirait, ce qui n'a pas lieu, puisque M. Stahl a constaté le contraire. Donc les gonidies ne sont point des Algues.

Le Champignon, par sa vie nomade, et parce qu'il est dépourvu de chlorophylle, semblerait n'être ni un vrai végétal ni un vrai animal(1). Aussi ces êtres vivent peu de

(1) A la lumière comme dans l'obscurité, le Champignon absorbe, comme l'animal, l'oxygène de l'air et exhale de l'acide carbonique ; il consomme donc ainsi une partie de son carbone. Au lieu de fixer celui-ci par la réduction de l'acide carbonique de l'air comme les autres plantes, il se l'approprie par absorption directe des dérivés immédiats des hydrocarbures empruntés soit à des plantes vivantes, soit à des détritus organiques. Ce mode d'existence semble indiquer les affinités avec l'animal, affinités auxquelles s'ajoutent des traits de ressemblance dans la composition chimique. D'un autre côté, le champignon ressemble à la plante par la végétation, et surtout par la fructification, et ensuite parce que la locomotion lui manque.

temps; pour eux les heures sont des saisons et les jours des années ; ils arrivent à l'apogée de leur existence le matin du second jour de leur naissance, et disparaissent le soir, pour faire place à d'autres; c'est une preuve qu'ils sont inférieurs à tous les autres végétaux. Il faut arriver aux Algues, en commençant par les *Protococcus,* pour voir une cellule contenant de la chlorophylle, qui est alors la véritable ébauche de l'organisation, le véritable prodrome de la vie universelle. Non-seulement, cette cellule se retrouve chez le Lichen(1), mais dans tous les végétaux et les animaux, car la cellule végétale est exactement semblable à la cellule animale ; elle se développe comme celle-ci, obéit aux mêmes influences physiques, procréant en elle et autour d'elle ces éternels premiers éléments, où se rallume incessamment la vie. C'est ce qui prouve qu'il n'y a rien d'extraordinaire dans la ressemblance des cellules gonidiales avec les Algues monocellulées.

Quant aux spores rejetées par l'hymenium du Lichen et suivies par une colonie d'Algues *(cellules contenant une grande quantité de gonidies)*, pour chercher ensemble un nouvel habitat et reproduire de nouvelles espèces, elles nous paraissent absolument comparables à un essaim d'abeilles rejetées de la ruche pour suivre leur reine, et enfin pour chercher ensemble une nouvelle habitation, comme aussi reproduire de nouvelles espèces.

Que les abeilles suivent leur Reine-mère, cela se com-

(1) La cellule de l'Algue se retrouve chez le Lichen sous le nom de gonidie ; on retrouve également chez celui-ci l'organe végétatif et reproducteur du Champignon le plus parfait (Ascomycète). C'est donc à tort que les botanistes feraient des Lichens une classe intermédiaire entre les Champignons et les Algues, puisqu'ils possèdent, avec le principe qui leur est propre, la lichénine, les cellules végétatives et reproductives de ces deux classes ; c'est une preuve que la nature leur assigne une place supérieure.

prend, c'est la loi naturelle. Mais que les Algues suivent un étranger, un ennemi, un parasite, un monstre qui les emprisonnera, ceci ne peut s'expliquer, ce n'est pas possible; il n'y aurait rien de semblable dans la nature. Ce n'est qu'une illusion imaginaire, qui a été produite par la vue des figures déjà citées de la planche 13 de M. Tulasne.

Cette dernière observation, qu'un Lichen construit son thalle au moyen des gonidies empruntées à une autre espèce de Lichen n'a rien de surprenant pour les plantes inférieures, surtout si on l'explique dans le sens qui lui est dû.

Puisque l'on compare les gonidies (chlorophylle) aux globules du sang, on peut citer des faits analogues chez des êtres d'une organisation tout-à-fait supérieure; la transfusion du sang chez l'homme et même chez les enfants nous en donne un exemple. Or, c'est bien le cas de l'observation de M. Stahl, puisqu'il dit avoir vu croître un Lichen avec les gonidies d'une autre espèce; de même qu'on a vu un enfant se développer avec les globules du sang d'un autre individu.

La transfusion du sang se fait par diverses méthodes; c'est une opération par laquelle on fait passer les globules du sang d'un individu dans les veines d'un autre. Voyez : *Revue des sciences médicales*, vol. 5, 6 et suivants.

Les expériences de la tranfusion du sang sont bien autrement difficiles que les essais sur la culture des Lichens, attendu qu'on est obligé de surveiller la température et le dosage de la quantité du sang transfusé. Ces précautions ne sont pas nécessaires pour les essais de M. Stahl, puisque les gonidies sont soumises à l'influence de la température atmosphérique du climat où elles se trouvent, soit dans leur état naturel, soit séparées du corps du Lichen. De même que, d'après les partisans de la théorie algolichénique, les Lichens n'enveloppent dans leur sein que la quantité de chlorophylle (gonidies) qui leur est nécessaire pour leur croissance.

« La transfusion du sang, dit Casse (*Mémoires de » l'Académie de Médecine de Belgique 1874*), peut être » faite chez l'homme avec du sang de l'homme ou » des animaux possédant des globules d'un diamètre » inférieur à ceux de celui-ci. »

En effet, la transfusion du sang de mouton à l'homme a été pratiquée dans plusieurs cas par Küster, et, suivant cet auteur, avec succès, surtout sur un enfant atteint d'une grande hémorrhagie intestinale et sur le point de perdre la vie. Voyez *Revue des Sciences médicales*, vol. 5.

Ainsi, la transfusion du sang de l'homme à l'homme représente bien la transmission de la chlorophylle (sang) de l'*Endocarpon* chez le *Thelidium minutulum* de Stahl.

Et la transfusion du sang de mouton à l'homme représente bien l'observation de M. Rees (culture des spores du *Collema glaucescens*, avec le *Nostoc lichenoides* (1).

On voit par ces observations qu'il y a une analogie incontestable entre un Lichen qui croît par le moyen des globules de la chlorophylle étrangère, et un enfant qui se développe par le moyen des globules d'un sang étranger.

Cette observation du *Thelidium minutulum*, qui paraît la plus sérieuse, pourrait donner lieu à cette objection qu'en remplaçant le sang d'un individu par celui d'un autre on ne construit pas un être, tandis que le thalle du *Thelidium minutulum* a été construit avec les gonidies de l'Endocarpon.

(1) Pour voir comment Rees et Bornet démontrent que les filaments germinatifs des spores de *Collema* et *Xanthoria* pénètrent dans l'intérieur des Algues, pour y puiser la chlorophylle (sang) qui est nécesaire à leur existence, voyez Brisson, *Examen critique de la théorie de Schwendener*, pl. 1, fig. 4 et 5.

Mais puisqu'il est prouvé que les hyphes ont la propriété de produire le principe du corps du Lichen, duquel dépend toute l'organisation du thalle, il n'y a donc pas besoin de gonidies d'une origine étrangère pour faire croître ce végétal.

Les gonidies de l'Endocarpon apportées dans la culture du *Thelidium minutulum* ne prouvent absolument rien, car elles se sont détruites d'elles-mêmes et ont disparu sans que l'observateur s'en soit aperçu. S'il y a de ces gonidies qui ont résisté jusqu'au moment des premiers germes des spores en culture, ces filaments-germes ont naturellement trouvé un obstacle qui les a fait passer soit par-dessus, soit par-dessous ou à côté, et les subdivisions de ces filaments, près des gonidies, ont pu faire croire à l'observateur que les gonidies entourées faisaient corps avec les filaments-germes des spores du *Thelidium minutulum*. Dans tous les cas, si ces gonidies ont produit l'accord des éléments anatomiques en faisant corps au gonio-thallium du Lichen, elles n'ont produit que le même effet que les globules du sang transfusé, et rien autre chose.

Les résultats obtenus par M. Stahl sur la culture des Lichens sont donc très-intéressants pour la science ; mais, d'après ce qui vient d'être expliqué, on voit que toutes ses observations en faveur de la théorie algolichénique ne sont d'aucune valeur.

Les travaux du docteur Minks, de Stettin, sont d'une très grande importance, car ce sont eux qui jugent définitivement la question algolichénique, tout en modifiant les notions anatomiques que l'on avait sur le thalle des Lichens. Cet habile observateur nous a fait connaître que les découvertes microscopiques faites sur les Champignons et les Lichens, etc., par M. de Bary (*Morphologie et Physiologie*) et les lichénologues de cette opinion n'ont progressé que par une voie empirique. Dans son mémoire intitulé *Culture et Vie des Lichens* (1876), M. Minks traita particulièrement de l'origine et du développement des gonidies, point capital négligé par les écoles de MM. Schwendener-Bornet. Il a étendu son travail sur le *gonangium* et le *gonocystium*, deux organes nouveaux des Lichens, d'origine hyphoïdale, dans l'intérieur desquels il se développait des gonidies. Dès lors, la connexion génitale entre hyphes et gonidies était établie ; les Lichens n'étaient plus des composés de Champignons et d'Algues, et ils pouvaient, comme plantes autonomes, immédiatement reprendre leur rang de classe distincte. Malheureusement, pour cet important résultat, les observations du docteur Minks ne paraissaient pas avoir été vérifiées par d'autres, ni par les anatomistes, particulièrement intéressés dans la question, ni par les lichénographes; du moins, personne ne s'était prononcé sur ce sujet si difficile. Mais dernièrement, cet habile observateur a publié dans un second travail (dans la *Flora de Ratisbonne*), une nouvelle série de découvertes sur les Lichens, qui généralisent en quelque sorte les premiers résultats obtenus dans le gonangium et le gonocystium, et, cette fois, ses observations roulent en grande partie sur des organes que chaque observateur a très facilement à sa portée. Le point culminant de ces découvertes est le fait que les gonidies se rencontrent déjà dans un état préliminaire, non aperçu auparavant, que le docteur Minks appelle *microgonidium*, dans toutes les cellules hyphoïdales qui composent le Lichen, et cela aussi bien dans la sphère végétative que dans la sphère reproductive. Ces microgonidies se trouvent ainsi dans les filaments de la moëlle, les paraphyses, les jeunes thèques, les spores, les basides et dans les organes généralement appelés spermaties. Elles s'accroissent et deviennent ensuite libres par la résorption de la cellule-mère.

Cette découverte, qui anéantit complètement la théorie du professeur Schwendener, fut tout récemment vérifiée par M. le docteur J. Müller, professeur à l'Université de Genève. Pour expliquer les phénomènes observés par ce savant, je ne puis mieux faire que de reproduire une lettre qu'il m'a écrite à ce sujet :

Genève, le 19 septembre 1878.

MONSIEUR,

J'ai maintenant examiné les détails les plus importants du dernier travail du docteur Minks, et je puis affirmer que maintenant la théorie de Schwendener est absolument coulée. Je viens de travailler une dizaine de matinées sur ces sujets avec des moyens supérieurs d'investigation.

Avec des objectifs 11 et 15 de Hartnack, à immersion et correction, avec un très bon éclairage (microscope nouveau) et tous les réactifs voulus, j'ai fort bien vu, et je puis le montrer à tout instant, que les hyphes de la moëlle du *Mallotium Hildenbrandii* contiennent déjà des séries monoliformes de gonidies plus pâles (encore très petites), sous forme de microgonidies de Minks. Ces microgonidies existent également dans toutes les cellules végétatives et reproductives, dans les hyphes, rhizines, cellules corticales, paraphyses, jeunes thèques, même dans les spores et les spermaties. La transformation des microgonidies en gonidies se voit le plus facilement sous l'écorce et dans la partie de l'écorce qui touche à la moëlle.

Les spermaties sont quatre-loculaires ; c'est là une fructification secondaire, comme je l'ai toujours dit, qui n'a rien à faire avec la sexualité.

Le *hyphema* de Minks est difficile à étudier ; mais je l'ai vu abondamment et souvent sur les préparations des bonnes coupes.

Avec mes objectifs, je vois les microgonidies, même sans aucune préparation chimique ; mais aussi je vous dirai que le système 15 de Hartnack me donne tout juste un grossissement de 1,000 diamètres avec le plus *faible* oculaire ; avec d'autres oculaires, j'ai un grossissement de 1,600 et de 2,000, et, outre cela, je peux ajouter une quatrième lentille à cet objectif, qui me donne des grossissements.

selon les oculaires, de 2,500 à 5,000. Et, en employant la lumière artificielle, je pourrais encore augmenter, doubler.

Après les avoir longtemps poursuivies, je les vois maintenant avec des moyens beaucoup moins parfaits : avec le N° 9 de Hartnack (très bien); même le 7 de Nachet (qui est beaucoup moins bon), etc.

La chose est absolument certaine!

Réjouissez-vous d'avoir aussi combattu une idée fausse.

Je vais publier une notice là-dessus dans la *Flora*, pour reconnaître la découverte de Minks (1).

Agréez, etc.

Dr J. Muller, prof.

Je viens de recevoir une lettre qui m'apprend que l'existence des microgonidies, après des tentatives infructueuses, a pu être constatée avec des objectifs de Tolle, par M. Tuckerman et l'un de ses amis. Ce sont les premiers naturalistes qui les ont vues après M. Muller; du moins jusqu'ici rien ne s'est dit en Europe sur ce difficile sujet.

Il résulte de ces diverses observations que les gonidies ont une origine hyphoïdale; qu'elles ne sont point des Algues; que les hyphes des Lichens sont absolument différentes de celles des Champignons; qu'il n'y a pas d'éléments fongoïdes dans les Lichens; et qu'en conséquence il ne peut plus être question d'un Lichen comme d'un être

(1) Dans la *Flora* de Ratisbonne (1er novembre 1878, N° 31) le Docteur Müller a émis l'hypothèse que les microgonidies, bien plus pâles que les gonidies ordinaires, disposées en série monoliforme dans l'axe des hyphes, d'un diamètre de 1/2 μ — 3/5 μ (μ = 1/1000 mm.), se montreraient plus fortement colorées en vert dans les Lichens provenant des pays tropicaux et qui auraient crû dans des lieux bien exposés à une lumière très vive. Il y a quelques jours, cet auteur vient de publier une notice sur *la nature des Lichens*, dans laquelle il nous apprend que cette hypothèse s'est pleinement confirmée. Il a vu les microgonidies de différents Lichens provenant de l'Afrique centrale, elles étaient tellement colorées en vert, qu'il y avait à peine une différence de couleur appréciable entre les gonidies et les microgonidies.

composé d'une Algue et d'un Champignon. Les Lichens, si nombreux et si variés dans tous les pays, reprennent donc leur rang parmi les autres classes des cryptogames.

***

L'existence des microgonidies tranche encore une autre question (1), celle des Lichens incomplets (sans thalle), et surtout de ceux qui viennent en parasites sur d'autres Lichens. Comme un thalle complet leur manque, ils n'ont pas de gonidies ; ce qui, d'après les anciennes notions, aurait dû les faire classer parmi les Champignons. Cependant, on a reconnu qu'ils ont généralement la même organisation des fruits que d'autres vrais Lichens complets, et qu'il ne leur manque que le thalle pour se rapporter exactement à tel ou tel vrai genre de Lichens ; mais quelques-uns sont aussi dans le même cas, pour la conformité du fruit, vis-à-vis de certains vrais genres de Champignons. Or, il suffira dorénavant, en semblables cas, de constater par exemple que les paraphyses ou les spores contiennent des microgonidies, et l'on aura la certitude d'avoir un Lichen devant soi. Si, au contraire, les microgonidies manquent, c'est alors d'un Champignon qu'il s'agira.

(1) Muller. *Notice sur la nature des Lichens.*

Châlons, imp. de T. Martin.

DU MÊME AUTEUR :

1. Lichens du département de la Marne, 1875.

2. Supplément, 1876.

Examen critique de la théorie de Schwendener, 1877.

L'Arbre généalogique de l'Univers, — Étude sur les Analogies physiologiques de la Nature, — Cryptogames cellulaires comparés a une nation (Janvier 1879).

Châlons, imp. T. Martin.

www.ingramcontent.com/pod-product-compliance
Lightning Source LLC
LaVergne TN
LVHW050510160826
845677LV00003B/1055

* 9 7 8 2 3 2 9 6 3 4 1 5 9 *